DR. MED. MARIANNE KOCH
WERNER BUCHBERGER

Herzrhythmus-
störungen

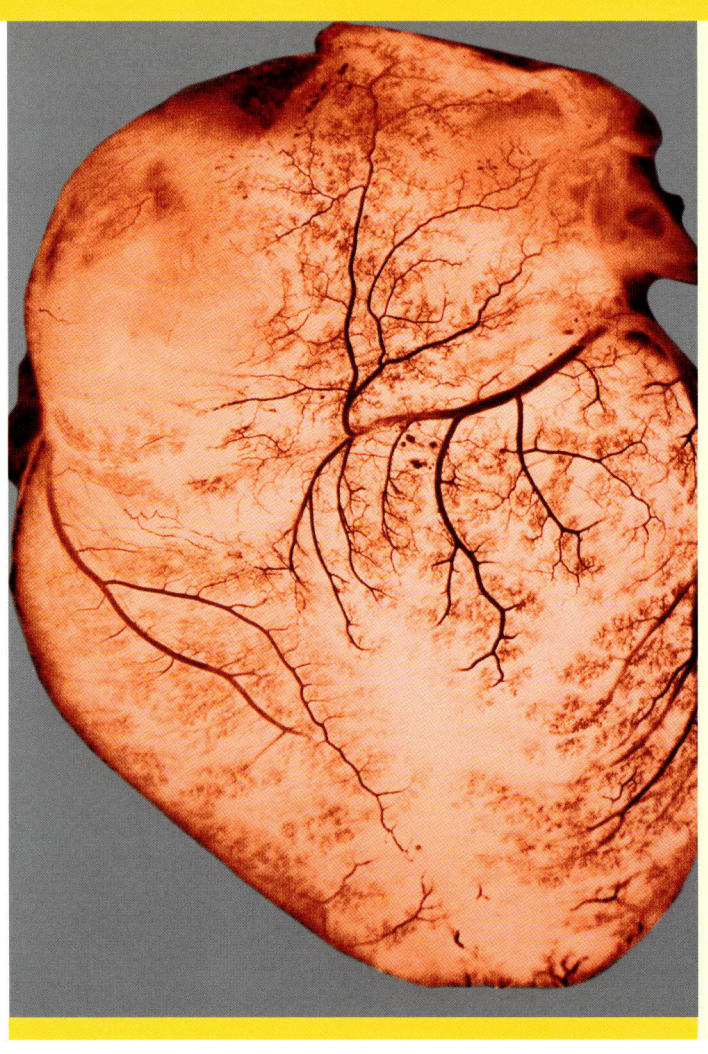

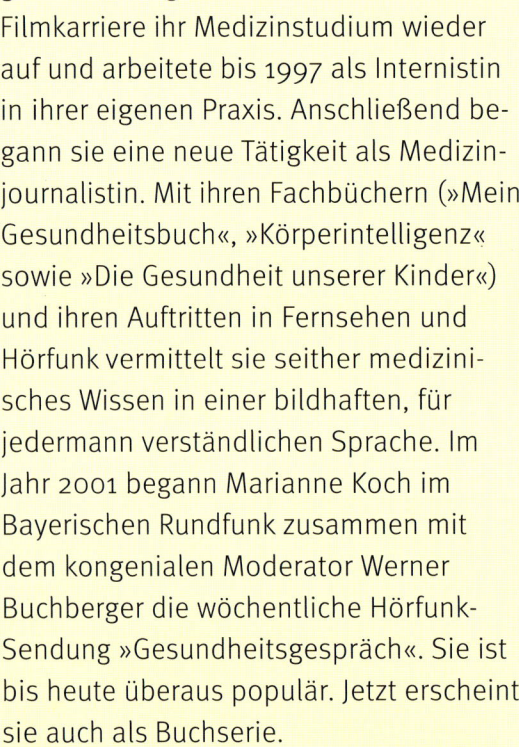

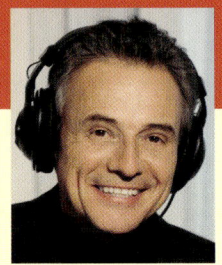

Dr. Marianne Koch
nahm nach einer lan-
gen und erfolgreichen
Filmkarriere ihr Medizinstudium wieder
auf und arbeitete bis 1997 als Internistin
in ihrer eigenen Praxis. Anschließend begann sie eine neue Tätigkeit als Medizin-
journalistin. Mit ihren Fachbüchern (»Mein
Gesundheitsbuch«, »Körperintelligenz«
sowie »Die Gesundheit unserer Kinder«)
und ihren Auftritten in Fernsehen und
Hörfunk vermittelt sie seither medizini-
sches Wissen in einer bildhaften, für
jedermann verständlichen Sprache. Im
Jahr 2001 begann Marianne Koch im
Bayerischen Rundfunk zusammen mit
dem kongenialen Moderator Werner
Buchberger die wöchentliche Hörfunk-
Sendung »Gesundheitsgespräch«. Sie ist
bis heute überaus populär. Jetzt erscheint
sie auch als Buchserie.

Werner Buchberger arbeitet
seit 28 Jahren für den Bayerischen Rundfunk und ist Lei-
ter des Gesundheitsressorts.
Als Moderator und Redak-
teur hat er mit Frau Dr. Koch
die wöchentliche Hörfunk-
sendung »Gesundheitsge-
spräch« entwickelt, die seit
acht Jahren sehr erfolgreich
auf Bayern 2 läuft. Sein An-
liegen besteht darin, den
Menschen eine Orientie-
rungshilfe im Informations-
dschungel der modernen
Medizin zu bieten. Diesen
Ansatz sieht er im »Gesundheitsgespräch« verwirklicht.

Eigentlich rätselhaft, wie es unser Herz schafft, **100 000-mal am Tag regelmäßig** *zu schlagen. Oder sieht das nur so aus? Gibt es in Wirklichkeit immer wieder Störungen im Herzschlag? Und wann können diese* Rhythmusstörungen *gefährlich werden? Lassen Sie sich mitnehmen in das faszinierende Gebiet der Herzfunktionen, informieren Sie sich über die Ursachen von Herzstolpern und Herzrasen, über die Wirkungsweise von natürlichen und künstlichen Schrittmachern und über die Möglichkeiten, Ihr Herz gesund und* »im Takt« *zu halten.*

Dr. med. Marianne Koch, Werner Buchberger

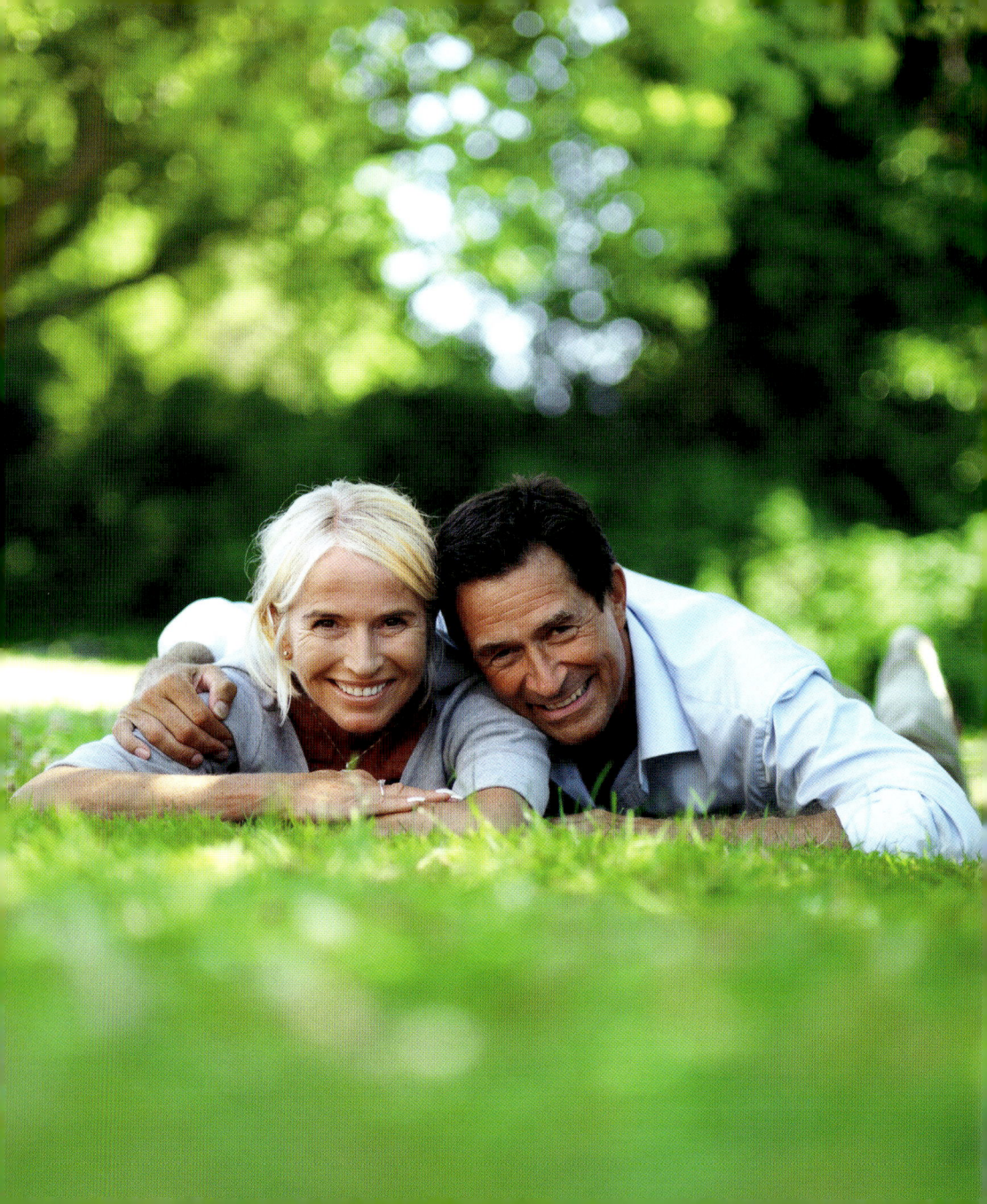

Das Herz –
Schwerarbeiter für die Gesundheit

Unser Thema im Gesundheitsgespräch: Das Herz.

Was tun, wenn es aus dem Takt gerät?

Werner Buchberger: Ich begrüße Sie zu einem besonders »herz«lichen Gesundheitsgespräch. Sie ahnen es: Es geht um den Schwerarbeiter im Hintergrund, der etwa 100 000-mal pro Tag schlägt und dabei die gewaltige Menge von etwa 8000 Litern Blut durch den Körper pumpt – 365 Tage im Jahr, oft mehr als 80 Jahre lang. In der Regel spürt man nichts von seinem Herzschlag. Aber manchmal kommt das Herz doch aus dem Takt, stolpert, rast oder setzt sogar aus. Was dann, Frau Dr. Koch? **Dr. Marianne Koch:** Da müssen wir zunächst ein wenig ausholen, das heißt, wir sollten uns klarmachen, wie ein normaler Herzschlag zustande kommt. Richtig. Können Sie uns also erklären, wieso unser Herz überhaupt schlägt? Gerne. Es ist wirklich ein faszinierender Vorgang – und letztlich unerklärlich, unerklärlich wie eben das Leben selbst. Wir haben in unserem Körper mehrere Orte, an denen wie aus dem Nichts elektrische Impulse ent-

100 000-mal schlägt unser Herz jeden Tag.

stehen. In den Nervenzellen zum Beispiel, wenn das Gehirn oder die Sinnesorgane arbeiten. Die speziellen Zellen, die das Herz zum Schlagen bringen, findet man im Herz selbst – genauer: in einem Zellknoten, dem Sinusknoten, im rechten Vorhof des Herzens. (Sie wissen, das Herz hat zwei Vorhöfe und zwei Kammern.) Diese besonderen Zellen sind unser natürlicher Schrittmacher. Sie senden 60- bis 70-mal pro Minute elektrische Signale aus, die sich zunächst im Vorhof ausbreiten, dann über einen zweiten Knoten, den AV-Knoten (liegt zwischen Atrium = Vorhof und Ventrikel = Kammer) umgeschaltet werden und die Erregung in die Zellen der Herzkammern übertragen. Überall, wo das Elektrosignal ankommt, zieht sich der Herzmuskel zusammen und pumpt dadurch das Blut durch den Körper.

Der Sinusknoten im rechten Vorhof ist unser natürlicher Schrittmacher.

Störungen im Herzrhythmus entstehen zum Beispiel durch das Versagen des Impulsgebers. Etwa, wenn der Sinusknoten nicht richtig arbeitet. Oder durch Fehler in der Reizleitung, wenn sich die Erregung nicht normal ausbreiten kann. Klingt eigentlich gefährlich. Plötzlich kein Signal mehr – und dann gute Nacht, schöne Welt. So etwas passiert äußerst selten. Wir haben nämlich eine Art Notstrom-Aggregat in den Herzkammern. Wenn mehrere Sekunden lang kein elektrischer Impuls kommt, dann fangen die Herzkammern von sich aus an zu schlagen. Langsam zwar, mit nur etwa

40 Schlägen pro Minute, aber doch so wirkungsvoll, dass der Kreislauf aufrechterhalten wird.

Übrigens sind die meisten Rhythmusstörungen harmlos. Vor einiger Zeit hat man in den USA ein interessantes Experiment durchgeführt: Junge, trainierte Marinesoldaten wurden eine Woche lang an ein kleines tragbares EKG-Gerät angeschlossen, das jeden Herzschlag aufzeichnete. Das Ergebnis war überraschend: Alle diese jungen Menschen hatten Herzrhythmusstörungen, zum Teil sogar ziemlich ausgeprägte. Seither hat sich die Meinung durchgesetzt, dass Unregelmäßigkeiten des Herzschlags etwas Normales sind. Sie müssen nur dann behandelt werden, wenn der Patient darunter leidet oder wenn das Herz nicht gesund ist.

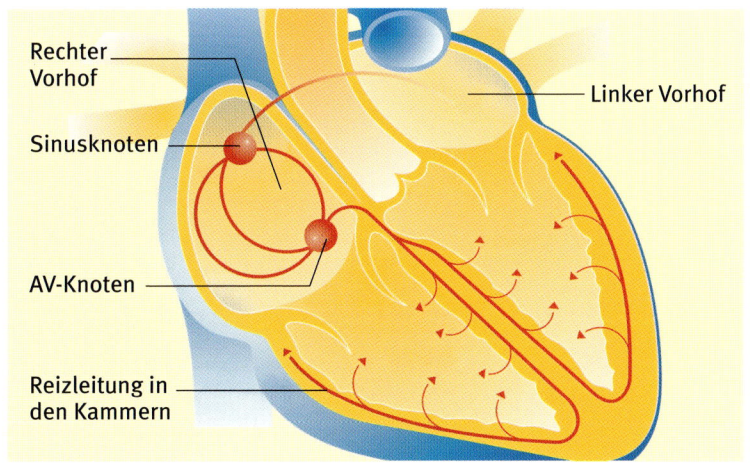

Rechter Vorhof

Linker Vorhof

Sinusknoten

AV-Knoten

Reizleitung in den Kammern

Schema der Erregungsausbreitung im Herzinneren.

10

Das Stolperherz –
meist nur eine
harmlose Störung

Was bedeutet es zum Beispiel, wenn das Herz »stolpert«, also plötzlich auszusetzen scheint und dann mit einem starken »Wumm« wieder weiterschlägt? Das sind wahrscheinlich sogenannte Extrasystolen. Also Extraschläge, die vorzeitig auftreten, das heißt, ganz kurz nach dem vorhergehenden regulären Herzschlag. Danach gibt es dann eine längere Pause, bevor das Herz mit dem nächsten normalen Schlag wieder einsetzt.

Frau B. hat diese Erfahrung gemacht. Bitte, berichten Sie!

Ich hatte jahrelang diese Arrhythmie, also Rhythmus-Unregelmäßigkeiten: Ein Herzschlag kommt, einer fällt aus, einer kommt, einer fällt aus. Ich habe mich dabei wahnsinnig schlecht gefühlt und konnte mich kaum auf den Beinen halten. Ich bin Heilpraktikerin und wusste, dass ich immer schon einen gewissen Mineralienmangel im Blut hatte. Dann habe ich es mit Magnesiumtabletten versucht. Zuerst auch etwas Kalium dazu. Es wurde dann zusehends besser. Dann hat mir auch ein Arzt gesagt: Klar, bei Magnesiummangel kann es zu Rhythmusstörungen kommen. Jedenfalls habe ich seither keine Beschwerden mehr.

Es ist gut, dass Sie uns das erzählen. Wenn man stark schwitzt und dabei Mineralien und Salze verliert, ist die Leitungsfähigkeit im Herzen gestört. Das gilt auch bei sonstigen Mangelzuständen. Deshalb sollte man bei der Diagnostik von Rhyth-

musstörungen als erstes eine Untersuchung des Blutes durchführen. Wir hatten einmal eine Patientin, die ständig zu nied-
rige Kaliumwerte hatte. Wir waren ziemlich ratlos, bis einer
unserer Studenten darauf kam, dass sie Unmengen von
Lakritz-Bonbons aß. Das war die Erklärung: Lakritze kann zu
einem Kaliummangel führen. Nun sollte man aber ja nicht
große Mengen von Magnesium oder Kalium einnehmen – zu
hohe Mineralienwerte sind für das Herz genauso schädlich.

☎ *Und außerdem verursacht Magnesium in größeren
Mengen Durchfälle. 300 Milligramm pro Tag sind genug.*
Richtig. Sonst gerät der Mineralienhaushalt erst recht durch-
einander. Danke für Ihren Beitrag! Das war ein guter Tipp.

**Stimmt es, dass man nach Alkoholgenuss oft Herzstolpern
bekommt?** Nach einem Gläschen wahrscheinlich noch nicht.
Aber wenn Sie einmal viel getrunken haben, kann es schon
vorkommen. Es sind vor allem die giftigen Abbaustoffe, die
nicht nur die Leber, sondern auch die Herzmuskelzellen reizen.

**Welche anderen Ursachen für solche »Stolperer« sind denk-
bar?** Die häufigsten Ursachen für Rhythmusstörungen bei
einem gesunden Herzen sind vielfältig: Aufregung, Stress,
Schlafmangel, ein Ungleichgewicht an Mineralien im Blut, aber
auch eine Überfunktion der Schilddrüse oder hoher Blutdruck
können zu Herzstolpern oder Herzrasen führen. Beseitigt man
diese Gründe, dann beruhigt sich der Herzschlag in aller Regel.

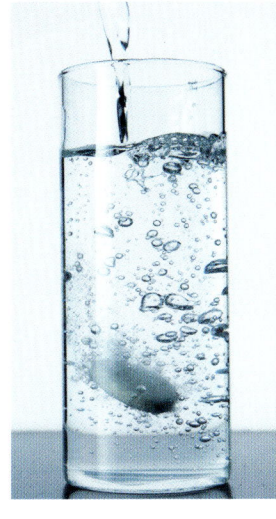

Mineralmangel kann
Herzrhythmusstö-
rungen verursachen.

WISSEN: Das verrät das EKG

■ Das EKG – Elektrokardiogramm – registriert den Verlauf des elektrischen Impulses im Herzen und zeigt, wie sich die einzelnen Abschnitte des Herzmuskels nacheinander zusammenziehen.

■ Das elektrische Signal wandert in Bruchteilen von Sekunden vom Sinusknoten zu den Vorhöfen (das ist die »P-Welle«), dann zu den Kammern (das ist die steile »QRS-Kurve«), und dann gibt es eine Nachschwankung, die »T-Welle«. Danach sind die Zellen »depolarisiert«, das heißt, sie haben ihre elektrischen Ladungen abgegeben, und alles beginnt von vorn (Bild oben).

■ Bei einer Extrasystole, also einem Extraschlag, entsteht eine etwas längere Pause bis die Muskelzellen wieder bereit sind für die neue Erregung (Bild unten). Die Form der EKG-Kurve verrät dem Arzt nicht nur den Rhythmus des Herzens, sondern auch, ob andere krankhafte Störungen vorhanden sind.

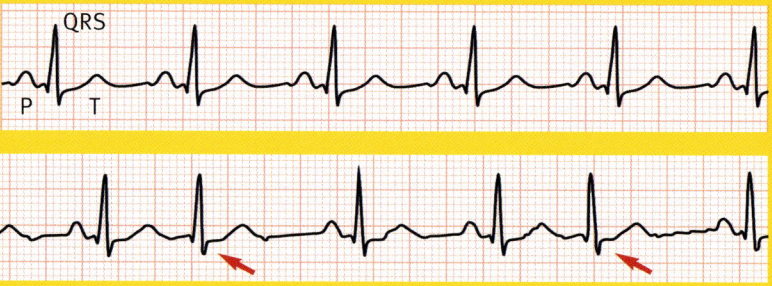

Herzrasen –
was steckt dahinter?

Bei manchen Menschen beginnt das Herz aus heiterem Himmel wie rasend zu schlagen – ohne dass eine organische Ursache gefunden werden könnte. Oft schlägt es doppelt so schnell wie zuvor. Herr G., Sie sind 27 Jahre alt und seit Jahren von diesem »anfallsweisen Herzrasen« betroffen.

☎ *Diese Neigung zu plötzlichem Herzrasen habe ich seit ungefähr vier Jahren. Anfangs bin ich wahnsinnig erschrocken, weil es mir von einer Minute zur anderen schwindlig wurde und ich nicht wusste, warum. Am schlimmsten war, dass ich nie im Voraus sagen konnte, wann es mit diesen Zuständen wieder losgehen würde. Ich habe echt Angst gehabt. Bis dann der Betriebsarzt während eines solchen Anfalls erkannte, dass ich Herzrasen hatte, mit ungefähr 180 Schlägen in der Minute.* Wenn das Herz so schnell schlagen muss, können sich die Kammern nicht mehr richtig mit Blut füllen. Die Folge: Es wird zu wenig Blut ins Gehirn befördert. Das verursacht Schwindel und manchmal sogar Ohnmachtsanfälle.

Herzrasen kann Schwindel und Ohnmacht zur Folge haben.

☎ *Mein Arzt hat mir geraten, ein Glas kaltes Wasser zu trinken, den Kopf in kaltes Wasser zu tauchen oder die Luft anzuhalten, um diese Zustände zu beenden. Das klappte manchmal, aber nicht immer. Das heißt, dass ich oft erst nach Stunden wieder einen normalen Herzschlag hatte. Ein sehr unangenehmes Gefühl.*

Das kalte Wasser und die anderen Manöver reizen den Vagusnerv, der den Herzschlag herunterreguliert. Bekamen Sie denn auch Medikamente?

☎ *Ja, die nehme ich jetzt noch. Betablocker oder Isoptin. Aber inzwischen weiß ich, dass mit meinem Herz doch etwas nicht stimmt. Man hat mir gesagt, dass ich dort zu viele Nervenleitungen habe. Jetzt wollen die Ärzte einige davon kappen. Klingt fürchterlich, finden Sie nicht?*

Frau Dr. Koch, vielleicht erklären Sie uns dieses Verfahren einmal genauer. Denn auf den ersten Blick klingt es tatsächlich etwas bedrohlich. Wir haben ja vorhin festgestellt *(siehe Seite 8)*, dass im Normalfall der elektrische Impuls vom Sinusknoten aus ganz geordnet erst die Vorhöfe erreicht und dann anschließend in die Kammern weitergeleitet wird. Bei manchen Menschen gibt es zusätzlich zu den regulären Leitungsbahnen andere Verbindungen zwischen Vorhöfen und Kammern. So kann der Strom einerseits normal vom Vorhof in die Kammer fließen, andererseits aber

Der Sympathicus- und der Vagus- nerv regulieren den Herzschlag.

wieder zurück in den Vorhof gelangen, dort eine neue Erregung auslösen, die dann wieder die Kammer neu erregt – wie in einem unendlichen Kreislauf. Man nennt das auch »kreisende Erregung« oder »Re-Entry«-(Wieder-Eintritts-) Phänomen. Hat man bei Ihnen schon eine elektrophysiologische Untersuchung durchgeführt?

☎ *Wenn es sich dabei um diese Untersuchung handelt, bei der über die Leiste ein Katheter ins Herz geschoben wird, um dann die Ströme zu messen, dann steht sie bei mir jetzt an. Aber ehrlich gesagt bin ich deswegen etwas besorgt.*

Die Verfahren sind eigentlich sehr sicher geworden. Die Ärzte können dadurch genau zu erkennen, wo die Ströme fehlgeleitet werden und diese störenden Bahnen gezielt durch einen kurzen Impuls mit Hochfrequenzstrom auszuschalten – Katheter-Ablation ist der Fachausdruck. Sie merken dabei höchstens ein kurzes Brennen in der Brust.

Bei der elektrophysiologischen Untersuchung wird ein Katheter ins Herz geschoben.

☎ *Und danach bin ich wirklich hundertprozentig geheilt?*

Hundert Prozent gibt es in der Medizin leider nicht. Aber in diesem Fall stehen die Chancen sehr gut. Wichtig ist, dass Sie in ein Zentrum gehen, wo man große Erfahrung mit dieser Methode hat.

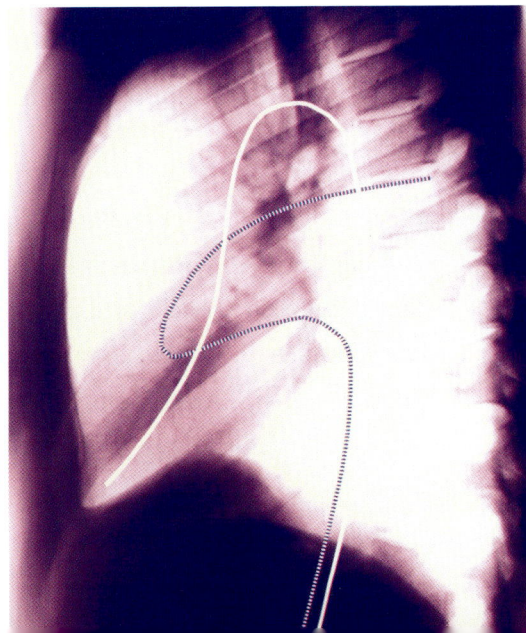

Das Herz sticht –
Gefahr für die Gesundheit?

Probleme, die im Zusammenhang mit dem Herz auftauchen, sind ja immer überaus irritierend. Da reagiert man schnell besorgt. Unser nächster Gesprächspartner klagt über Herzstechen. Haben Sie denn dieses Stechen auch jetzt, Herr P.?

☎ *Nein, im Moment nicht, das tritt aber ab und zu mal auf.*

Kommt es während der Arbeit vor?

☎ *Ja, wenn ich im Wagen sitze – ich bin LKW-Fahrer –, oder wenn ich mal Pause mache.*

Im Allgemeinen ist Herzstechen kein Alarmsignal. Es kann sein, dass Sie etwas zu viel gegessen haben, dann drückt der Magen von unten auf das Herz. Möglicherweise schmerzt auch gar nicht das Herz, sondern die Rippenansätze am Brustbein – beides fühlt sich ähnlich an. Sehr häufig kommen die Stiche von der Wirbelsäule, also vom Rücken her. Es kann aber auch sein, dass Sie überarbeitet sind. Dann werden bestimmte Nervenfasern mitgereizt. Trotzdem ist es sicher besser, wenn Sie zu einem Internisten gehen und Ihr Herz einmal gründlich durchchecken lassen …

Herzstechen ist im Normalfall kein Alarmsignal.

Aber Herr P. ist erst 30 Jahre alt … Man glaubt oft, dass junge Menschen nicht herzkrank sein können. Leider stimmt das nicht. Trotzdem will ich Sie natürlich nicht beunruhigen. Ein wenig Angst scheinen Sie ja doch zu haben, sonst würden Sie sich nicht an uns wenden.

☎ *Gestern hatte ich dieses Herzstechen wieder, und da war es ganz schön heftig.*

Wann bemerken Sie das Herzstechen in der Regel, ich meine, in welcher Situation? Spüren Sie es, wenn Sie besonders überlastet sind? Das sind LKW-Fahrer ja oft.

RAT: Stress abbauen durch Sport und Entspannung

Nicht immer stecken organische Ursachen hinter Herzschmerzen. Auch Stress und andere seelische Belastungen können die Auslöser sein. Gerade wenn Sie einen Beruf ausüben, der Ihnen große Verantwortung auferlegt, ist aktive Entspannung in der Freizeit besonders wichtig. Menschen mit einem Beruf, in dem sie viel sitzen müssen, sollten daher unbedingt einen Ausgleichssport betreiben. Oft ist es auch hilfreich, eine Entspannungstechnik wie Yoga, Progressive Muskelentspannung nach Jacobson oder Autogenes Training zu erlernen. Situationen, in denen Sie normalerweise unter Stress geraten, können Sie so leichter meistern.

18

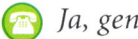 *Ja, genau.*

Das Herzstechen könnte natürlich auch ein Zeichen von Stress sein. Stress ist oft die Ursache von hohem Blutdruck und anderen Herzproblemen. Da das Stechen in solchen Belastungsmomenten auftritt und angesichts Ihrer großen Verantwortung als LKW-Fahrer müsste man Ihnen vielleicht einmal ein 24-Stunden-EKG anhängen. Am besten gehen Sie dazu zu einem Internisten oder Kardiologen. Mit einem kleinen, tragbaren EKG-Gerät wird dann über 24 Stunden hinweg jeder Herzschlag gemessen und aufgezeichnet.

Ein Langzeit-EKG misst den Herzschlag über 24 Stunden.

Und das kann Herr P. auch in seinem Lastwagen mitnehmen – damit unter Arbeitsbedingungen gemessen wird?

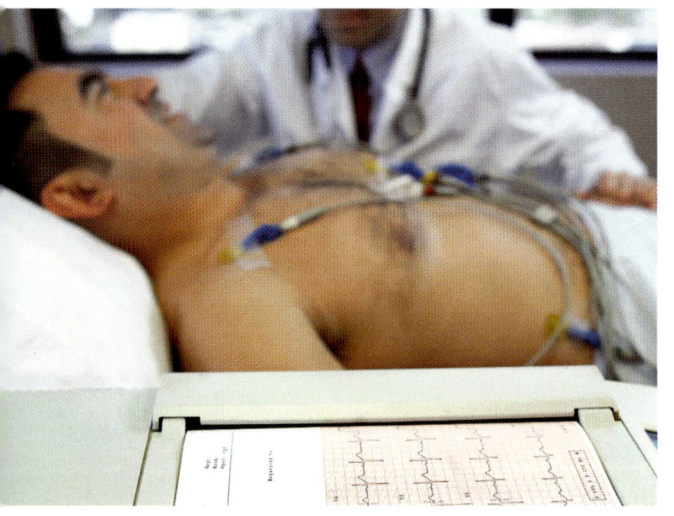

Selbstverständlich. So etwas sollte man ja gerade unter Arbeits-, beziehungsweise unter Stressbedingungen machen. In dem Moment, in dem der Betreffende dieses Stechen verspürt, drückt er auf eine kleine Taste am Gerät. So wird der Zeitpunkt festgehalten, und später kann der Arzt dann erkennen, ob das Stechen mit irgendwel-

chen Unregelmäßigkeiten im EKG in Zusammenhang steht.
Noch eine Frage: Haben Sie in Ihrer direkten Verwandtschaft
– also Vater, Mutter, Geschwister, Onkel, Tanten – Personen,
die herzkrank sind? Oder Verwandte, die in jungen Jahren
Herzkrankheiten hatten?

 Nein, ich wüsste niemanden.

Umso besser. Noch etwas: Bitte sorgen Sie dafür, dass Sie
neben Ihrer schweren sitzenden Tätigkeit wenigstens einige
Male pro Woche Ausgleichssport betreiben! Gut wäre zum
Beispiel Schwimmen. Das ist für Herz und Rücken äußerst
wichtig! Vielleicht gehen dann die Stiche von selbst weg. Ich
wünsche Ihnen jedenfalls alles Gute.

Frau Dr. Koch, hatten Sie auch das Gefühl, dass unser
Gesprächspartner in Wirklichkeit ängstlicher war, als er dies
hier zum Ausdruck gebracht hat?

Sie haben ein gutes Gespür für Menschen. Ja, das kann
durchaus sein. Häufig werden seelische Probleme als Herz-
beschwerden empfunden. Es besteht ja immer ein Zusammenhang zwischen Seele und Körper, und viele unbewusste
Ängste und psychische Belastungen werden »somatisiert«,
das heißt, durch den Körper und seine Krankheiten ausge-
drückt. Umso wichtiger ist es, dass sich der junge Mann
gründlich untersuchen lässt. Die Bestätigung, dass sein
Herz gesund ist, wird ihm sicher helfen.

> Herzschmerzen
> können auch durch
> seelische Probleme
> verursacht werden.

Vorhofflimmern
muss behandelt werden

Wenn wir von »Herzflimmern« sprechen, dann meinen wir nicht den Zustand, in den frisch Verliebte beim Anblick der geliebten Person geraten. Obwohl der Puls auch dabei dramatisch schnell werden kann, nicht wahr, Frau Dr. Koch?

Die Ursache von Vorhofflimmern ist nicht immer leicht zu finden.

Ja, sicher. Der Adrenalinspiegel im Blut steigt plötzlich an, wir atmen rascher und spüren, wie unser Herz heftig zu klopfen beginnt. Das ist aber etwas ganz anderes als das Vorhofflimmern, über das wir jetzt sprechen wollen.

Herr E., Sie kennen dieses Problem schon lange aus eigener, leidvoller Erfahrung?

Genau! Ich leide jetzt seit zwölf Jahren an Vorhofflimmern und brauche nun einen Rat.

Darf ich zunächst einmal erklären, worum es sich bei diesem Krankheitsbild handelt. Es geht dabei um eine sehr häufig auftretende Herzrhythmusstörung, die meist ältere Menschen betrifft. Besonders anfällig sind alle, deren Herz bereits geschädigt ist. Es kann aber auch vorkommen, dass jüngere Menschen betroffen sind.

WISSEN: Vorhofflimmern – Chaos im Herzschlag

■ Beim so genannten Vorhofflimmern kreisen in den Vorhöfen elektrische Erregungswellen, die die Muskulatur in diesem Bereich ständig reizen – bis zu 350-mal in der Minute! Der Herzmuskel kann sich aber unmöglich so schnell zusammenziehen und wieder entspannen, und so kommt es zu zuckenden Muskelbewegungen (Bild unten; Bild oben: unauffälliges EKG).

■ Im Klartext heißt das, dass die Vorhöfe nicht mehr pumpen. Das Blut, das in den Vorhöfen ankommt, wird sozusagen passiv in die Kammern geleitet. Die pumpen zwar nach wie vor normal, allerdings in einem ungeregelten Rhythmus. Die Herzleistung ist dadurch um etwa 30 Prozent reduziert.

■ Die größte Gefahr besteht dabei in der Bildung von kleinen Gerinnseln in den Vorhöfen. Wenn sie in die großen Körperadern gelangen und womöglich im Gehirn stecken bleiben, lösen sie eine Durchblutungsstörung, also einen Schlaganfall aus.

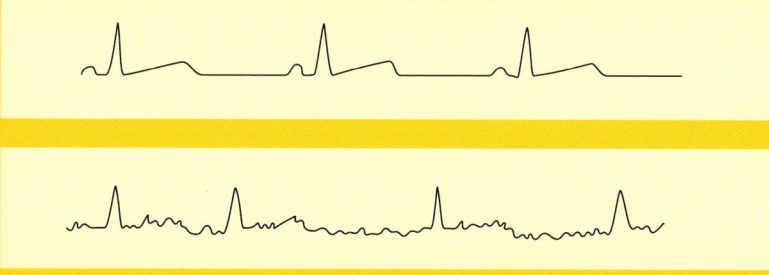

Achtung! Vorhof-
flimmern kann
einen Schlaganfall
verursachen.

Fast eine Million Menschen leiden in Deutschland daran …

… und bei jedem zehnten Patienten, der diese Störung hat, findet man keine klare Ursache. Vorhofflimmern heißt, dass sich die beiden Vorhöfe nicht mehr richtig zusammenziehen, also nicht mehr pumpen, sondern nur noch zittrige Bewegungen machen. Andererseits erhalten die beiden großen Herzkammern, die nach wie vor als Pumpe funktionieren, keine regelmäßigen Impulse mehr von den Vorhöfen. Sie schlagen daher entsprechend unregelmäßig. Oft auch viel zu schnell.

☎ *Das war bei mir am Anfang auch so. Von einem Tag zum anderen fühlte ich mich plötzlich miserabel – schwach und zittrig. Ich habe schlecht Luft bekommen und gemerkt, dass mein Herz rast. Das macht einem natürlich Angstgefühle. Der Zustand hat sich dann nach einer halben Stunde von selbst wieder gebessert. Ich war zwar noch etwas wackelig, aber wieder normal. Zunächst habe ich mir deswegen keine allzu großen Gedanken gemacht. Aber nach zwei Tagen ging es wieder los. Dann bin ich zum Arzt gegangen. Ich wurde von einem Kardiologen gründlich untersucht. Er hat zunächst nichts Sicheres gefunden, vermutete aber, dass ich wahrscheinlich einen Virusinfekt des Herzmuskels durchgemacht hatte.*

Ohne etwas davon zu merken. Solche Fälle gibt es immer wieder. Wie alt waren Sie damals?

☎ *52 Jahre. Heute bin ich 64. Als ich immer wieder dieses Flimmern bekam, und als es dann zu einem Dauerzustand wurde, hat man erst versucht, mit Elektroschocks mein Herz wieder zur Ordnung zu rufen. Das gelang auch, aber nur vorübergehend …*

Elektroschocks? Das klingt ja brutal. Ist es aber nicht. Der Patient bekommt eine ganz kurze Narkose, dann hält man zwei Elektroden auf die Brust und »feuert« die elektrische Ladung ab. Dadurch werden alle elektrischen Impulse im Herzen auf »0« gestellt. Der Herzschlag kann dann wieder normal einsetzen.

Das funktioniert ähnlich wie mit dem Defibrillator bei der Wiederbelebung? Genau.

Was ist eigentlich der Unterschied zwischen einem »anfallsweisen Herzrasen«, von dem wir vorher gesprochen haben (siehe Seite 13), das Sie als vielleicht unangenehm, aber nicht gefährlich bezeichnet haben, und dem Vorhofflimmern?

Beim »anfallsweisen Herzrasen«, also bei der paroxysmalen Tachykardie, wie es in der Fachsprache heißt, schlagen Vorhöfe und Kammern zwar auch sehr schnell, aber normal. Das heißt, auch die Vorhöfe können sich kontrahieren, und das Nacheinander der elektrischen Reizleitung ist rasch, aber

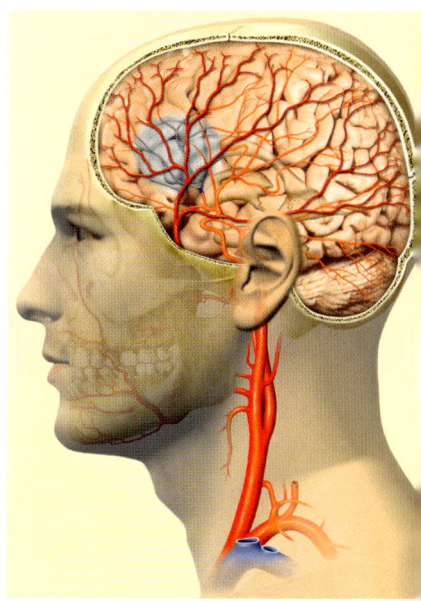

Bei Vorhofflimmern können Blutgerinnsel ins Gehirn gelangen.

geordnet. Das ist insofern ein großer Unterschied, als alle Herzkammern regelmäßig entleert werden. Die Gefahr, dass sich Blutgerinnsel bilden, besteht in diesem Fall daher nicht.

☎ *Das mit den Gerinnseln war auch der Grund, warum ich seit fast zehn Jahren Marcumar nehmen muss, nachdem der Herzschlag trotz Elektroschock und medikamentöser Behandlung nicht wieder normal wurde.*

Ja, das ist das Vertrackte daran: In diesen zuckenden Vorhöfen können sich kleine Blutpfropfen bilden, die dann, wenn man Pech hat, ins Gehirn geschwemmt werden und dort einen Schlaganfall verursachen. Durch Marcumar oder ähnliche Mittel, die das Blut »verdünnen«, das heißt, seine Gerinnungsfähigkeit herabsetzen, wird diese Gefahr so gut wie ausgeschaltet. Das Medikament muss selbstverständlich sehr genau dosiert werden. Und man muss das Blut regelmäßig kontrollieren. Denn wenn die Gerinnungsfähigkeit zu stark gehemmt wird, kann es unter Umständen Blutungen geben. Messen Sie die Gerinnung selbst?

☎ *Nein, das macht mein Hausarzt etwa alle vier Wochen. Ich bin ziemlich stabil in den Werten. Vorübergehend habe ich statt Marcumar nur Aspirin geschluckt.*

Das wird bei Patienten unter 60 Jahren, die sonst herzgesund sind und weiter keine Risikofaktoren für Gefäßkrankheiten haben, oft empfohlen.

Gerinnungshemmer beugen einem Schlaganfall vor.

☎ *Dann meinten die Ärzte, das sei ein zu unsicherer Schutz vor Schlaganfällen. Also nehme ich wieder Marcumar. Aber ich habe eben dazu jetzt eine Frage: Ich soll Spritzen ins Knie bekommen und wollte wissen, ob das überhaupt geht mit dieser Blutverdünnung.*

Da hätte ich große Bedenken. Man darf bei einem Marcumar-Patienten ja auch keine Spritzen in den Muskel geben. Und Blutungen im Kniegelenk sind äußerst unangenehm.

☎ *Der Orthopäde sagt, mit einer dünnen Nadel würde er sich die Behandlung zutrauen.*

Ich denke, das sollte er lieber lassen.

RAT: Gerinnungshemmer gut eingestellt

- Patienten, die Marcumar einnehmen, müssen sehr genau darauf achten, dass die Blutgerinnung weder zu wenig herabgesetzt ist (sonst ist die Behandlung unwirksam), noch zu stark eingeschränkt wird (Blutungsgefahr). Die Messung führt der Hausarzt durch.
- Nach einer Schulung können die Patienten ihre Werte auch selbst bestimmen. Die Gerinnungsfähigkeit wird entweder mit dem »Quick-Wert« gemessen und sollte zwischen 30 und 35 Prozent betragen – oder über die »International Normalized Ratio« (INR) bestimmt. Ihr Wert sollte dann zwischen 2 und 3 liegen.

☎ *Die Grippe-Impfung vor ein paar Monaten war ja auch völlig unproblematisch.*

Das ist ein großer Unterschied. Diese Impfung kann man auch subkutan, also flach unter die Haut geben. Das hat Ihr Hausarzt sicher so gemacht. Wenn diese Spritzen ins Knie wirklich sein müssen, dann sollte man vorübergehend die Gerinnungsfähigkeit ein wenig ansteigen lassen. Das müssen Sie aber mit Ihrem Kardiologen vorher besprechen.

Ich freue mich jedenfalls, dass Sie offensichtlich trotz Ihrer Herzkrankheit ein normales Leben führen können.

☎ *Na ja, aber eben mit Medikamenten. Neben dem Marcumar nehme ich noch Betablocker. Denken Sie, dass ich die auch weiterhin brauche?*

Vorsicht: Gerinnungshemmer erhöhen die Blutungsneigung.

Durch die Betablocker bremsen Sie Ihr Herz etwas ab. Wahrscheinlich wäre der Herzschlag der Kammern ohne diese Mittel zu schnell. Seien Sie froh, dass es solche wirksamen Medikamente gibt, und dass sie für jeden zur Verfügung stehen.

Herr E., danke für Ihre interessanten Ausführungen und alles Gute für Sie!

Frau Dr. Koch, es gibt doch inzwischen auch Operationen gegen das Vorhofflimmern? Sie denken an die Katheter-Ablation, die in einigen Zentren durchgeführt wird. Man muss dazu sagen, dass es sich noch nicht um eine allgemein etablierte Methode sondern eher um ein experimentelles

Verfahren handelt, das mit gewissen Risiken belastet ist. Die Elektroimpulse, die in den Vorhöfen kreisen, gehen im Allgemeinen von einer bestimmten Stelle des linken Vorhofs aus, nämlich an der Mündung der großen Blutgefäße, die aus der Lunge kommen. Bei der Operation schiebt man einen Katheter – einen dünnen Kunststoffschlauch – von der Leiste aus durch die große Schlagader bis etwas unterhalb von dieser Stelle. Dann setzt man mit Hochfrequenzstrom Punkt für Punkt eine Linie, das heißt, man verödet Herzmuskelzellen, die dann die Erregung nicht mehr weiterleiten können. So wie man bei einem Feuer Gräben aushebt, um das Überspringen der Flammen zu verhindern. Im Übrigen ist die Lebenserwartung bei gut eingestelltem Vorhofflimmern fast normal.

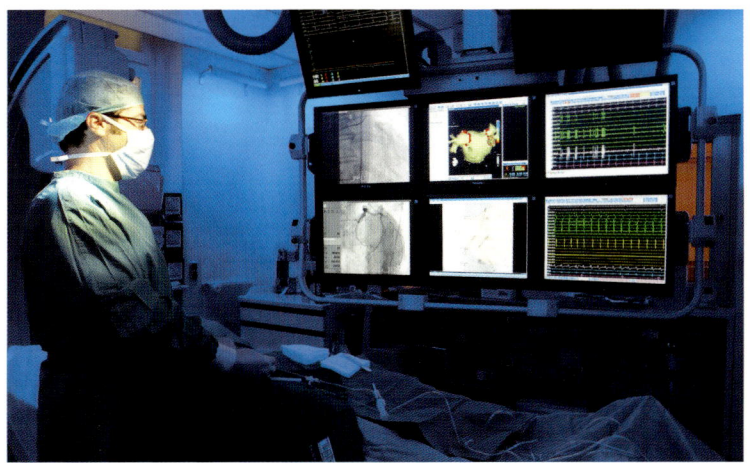

Die elektrochirurgische Verödung der Reizleitungen kann Vorhofflimmern bessern.

Schwindel und Ohnmacht – Folge von Rhythmusstörungen?

Die Folgen von Herzrhythmusstörungen können vielfältig sein. Manchmal lösen sie sogar schweren Schwindel, im Extremfall sogar Ohnmacht aus. Frau M., Sie sind 78 Jahre und leiden unter Schwindelanfällen?

☎ *Ja. Dieser Schwindel tritt plötzlich auf und ich muss mich setzen, damit ich nicht umfalle. Nach ein paar Minuten wird es dann meistens besser. Kann das am Herzen liegen?*

Ja, durchaus. Wenn das Herz zu langsam schlägt oder so schnell, dass keine richtige Pumpfunktion mehr möglich ist, dann kann das Schwindel und sogar eine Ohnmacht auslösen. Wir nennen das einen Herz-Kreislauf-Kollaps. Die Patienten berichten auch, es würde ihnen »schwarz vor den Augen«. Sie sind aber nie plötzlich umgefallen, ohne vorher so einen Schwindelzustand zu bemerken?

☎ *Nein, das nicht.*

Die Ärzte sprechen dann von einer »Synkope«.

Den Begriff »Synkope« kenne ich nur aus der Musik.

Synkope nennt man das Phänomen, wenn man ohne Vorwar-

Herz-Kreislauf-Kollaps – häufig Folge von Herzrhythmusstörungen.

nung einfach – zack! – umkippt. Das bedeutet, dass das Herz über einen längeren Zeitraum, vielleicht 10, 15 Sekunden, nicht mehr geschlagen hat. So etwas kommt vor bei plötzlichen komplexen Rhythmusstörungen, die dazu führen, dass nicht mehr genügend Blut ins Gehirn gelangt. Danach springt im Normalfall der »Ersatzschrittmacher« *(siehe Seite 8)* an, das Herz pumpt wieder und man wacht auf. Frau M., hat man bei Ihnen schon ein 24-Stunden-EKG gemacht?

☎ *Ja, aber da war nichts Besonderes. Außer dass mein Herz etwas langsamer geschlagen hat.*

Es gibt viele andere Ursachen für Schwindel: Etwa Störungen im Innenohr, am Gleichgewichtsorgan. Oder zu niedriger Blutdruck. Oder sehr hoher. Wie ist der Blutdruck bei Ihnen?

☎ *Bei mir ist er eher zu hoch. Ich nehme aber Medikamente dagegen.*

Und kontrollieren Sie das auch regelmäßig? Was nehmen Sie sonst noch an Tabletten?

☎ *Sonst nichts.*

Auch keine Schlaftabletten?

☎ *Doch. Ich habe Probleme mit dem Schlafen. Wenn ich keine Mittel nehme, dann schlafe ich überhaupt nicht.*

Ich glaube, jetzt kommen wir der Sache schon näher. Nehmen wir einmal an, es sind die üblichen Medikamente mit einem Wirkstoff wie Diazepam oder etwas Ähnlichem. Die

Schlaftabletten können gerade bei älteren Menschen Schwindelanfälle auslösen.

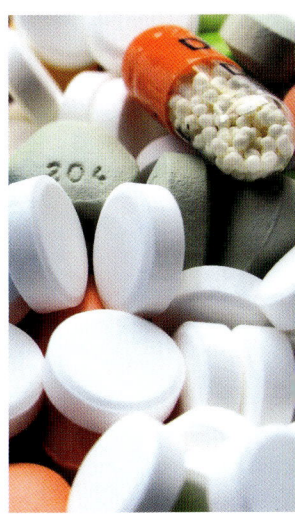

bleiben ohnehin ziemlich lange im Körper. Bei älteren Menschen ist der Abbau solcher Stoffe dann noch mehr verlangsamt. Das bedeutet, dass Sie den Wirkstoff noch im Körper haben, wenn Sie die nächste Tablette nehmen. Sie haben dann mit der Zeit eine zu hohe Dosis dieser Substanz im Blut. Vor allem am nächsten Morgen. Waren die Schwindelzustände denn eher vormittags oder abends?

☎ *Fast immer in der Früh. Wenn ich ins Bad ging oder mir Frühstück machen wollte.*

Das würde genau passen.

Frau M., bitte besprechen Sie die Sache mit Ihrem Hausarzt. Sie haben sich sicher an diese Schlaftabletten gewöhnt. Es scheint mir aber gefährlich, wenn Sie sie weiter nehmen. Sie könnten während eines solchen Schwindelanfalls stürzen und sich schwer verletzen. Der Arzt wird mit Ihnen Möglichkeiten besprechen, wie Sie nachts zur Ruhe kommen, ohne dass Sie sich mit diesen Mitteln betäuben. Wenn der Schwindel auch nach Absetzen dieser Tabletten weiter besteht, dann sollte man noch einmal ein 24-Stunden-EKG machen. Falls der Herzschlag tatsächlich zu langsam ist, und auch die Blutdrucktabletten nicht schuld daran sein können, dann müsste man vielleicht an einen Herzschrittmacher denken.

Schlaftabletten können Schwindel auslösen.

☎ *Ich danke Ihnen. Ich habe einen guten Hausarzt, der wird mir sicher weiterhelfen.*

Herzschrittmacher –
wann ist er sinnvoll?

Frau Dr. Koch, wann muss bei einem Patienten ein Herzschrittmacher eingesetzt werden? Ganz allgemein gesagt: Wenn der eigene natürliche Schrittmacher das Herz nicht zuverlässig zum Schlagen bringt, wenn also immer wieder gefährliche Pausen entstehen, sei es durch ein Versagen des Schrittmachers – des Sinusknotens – selbst oder durch Blockierungen der Reizleitung. Oder aber wenn der Herzschlag zu langsam ist. Zu langsam heißt, der Puls beträgt über längere Zeit weniger als 40 Schläge pro Minute. Dabei ist die Blutversorgung des Körpers, vor allem des Gehirns, nicht mehr sicher gewährleistet. Das gilt nicht für austrainierte Sportler, die oft einen sehr langsamen, aber eben auch sehr kräftigen Herzschlag haben.

Ein Schrittmacher kann auch als Sicherheitsmaßnahme geboten sein. Vor allem wenn das Herz mit Medikamenten behandelt werden muss, die den Puls stark verlangsamen.

Herr R., Ihnen hat man bereits einen künstlichen Herzschrittmacher eingesetzt?

> Wenn der Sinus–knoten nicht richtig arbeitet, wird es Zeit für einen Herzschrittmacher.

☎ *Nein, noch nicht. Aber ich fürchte, ich brauche einen. Ich bin bereits zwei Mal einfach umgefallen – so wie Sie das eben beschrieben haben (siehe Seite 28). Zuerst haben die Ärzte nichts gefunden, aber dann haben sie einen Belastungstest gemacht und direkt danach hatte ich eine lange Pause im Herzschlag. Dabei wäre ich fast vom Ergometer gefallen. Die Diagnose lautet nun, ich hätte Blockierungen im Herz.*

Also im Reizleitungs-System. Das kann gefährlich werden und sogar zu einem Herzstillstand führen.

☎ *Das haben sie mir auch gesagt. Ich bin aber nicht gerade begeistert von der Aussicht auf eine Schrittmacher-Operation. Die Ärzte in der Klinik behaupten natürlich, das sei ein völlig undramatischer Eingriff, aber ich bin noch nicht überzeugt. Was meinen Sie dazu, Frau Dr. Koch?*

Da kann ich Sie wirklich beruhigen: Das Einsetzen des Schrittmachers ist tatsächlich keine große Sache und längst Routine bei den Fachärzten. Und auch das Leben mit einem Schrittmacher ist absolut unkompliziert. Wissen Sie, wie die Operation verläuft?

☎ *Nicht so ganz. Man hat es mir zwar erklärt, aber ehrlich gesagt habe ich es schon wieder vergessen.*

Vielleicht auch verdrängt, wenn Sie dabei so ungute Gefühle hatten …

Das Einsetzen eines Herzschrittmachers ist heute Routine.

Sie bekommen nur eine lokale Betäubung. Dann wird der Schrittmacher, im Grunde ein flacher Mini-Computer, kaum größer als fünf Zentimeter, durch einen Schnitt in oder hinter den großen Brustmuskel eingesetzt und verankert. Vom Schrittmacheraggregat aus schiebt man ein dünnes isoliertes Elektrokabel, die sogenannte Sonde, über eine der großen Körpervenen in das Herz, genauer: in die rechte Herzkammer und verankert sie dort ebenfalls. Über diese Sonde erfährt der Computer 24 Stunden am Tag, wie das Herz schlägt, kann das Wissen speichern und wieder abgeben. Und jedes Mal, wenn das Herz kurz aussetzen sollte, sendet er sofort einen kleinen Stromstoß, der das »faule« Herz zum nächsten Schlag veranlasst. Wenn das Herz normal arbeitet, wird es aber lediglich überwacht – sonst passiert gar nichts.

So klein sind Schrittmacher, die hinter den Brustmuskel eingepflanzt werden.

Wie lange hält die Batterie des Schrittmachers? Man verwendet inzwischen sehr hochwertige Batterien, meistens aus Lithium. Sie halten zwischen sieben und zehn Jahre. Danach wird eine neue Batterie eingesetzt. Aber selbstverständlich sollte die Funktion regelmäßig überprüft werden.

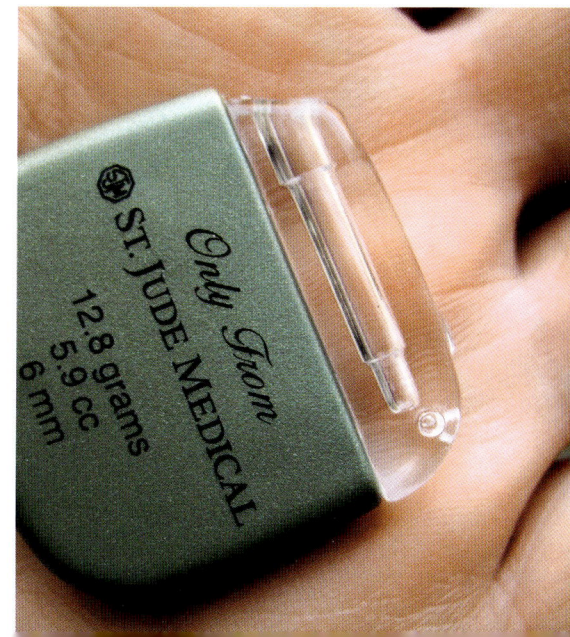

☎ *Mit welchen Einschränkungen muss ich nach dem Eingriff leben?*

Zwei bis drei Wochen sollten Sie den Arm relativ ruhig halten und keinen Sport treiben. Dann ist die Sonde in den meisten Fällen eingewachsen und Sie können ein normales Leben führen. Schwimmen, Joggen, Wandern, meinetwegen auch Fußballspielen – obwohl: Ihren Verstand dürfen Sie schon weiterhin gebrauchen und nicht gerade Dinge machen, die an den Muskeln Ihres Oberkörpers zerren wie Gewichtheben oder Fallschirmspringen. Dass Sie sich von elektromagnetischen Feldern und Metall-Detektoren fernhalten sollten, weil die den Schrittmacher beeinflussen könnten, das wissen Sie sicher. Also im Flughafen nicht direkt durch die Sicherheitskontrollen gehen, sondern vorher Bescheid sagen. Und mit Ihren Ärzten besprechen Sie bitte, welche elektrischen Geräte Sie in Ihrer näheren Umgebung meiden sollen, welche Handys für Sie günstig sind und auf welcher Kopfseite Sie telefonieren sollen. Aber das ist bei den modernen Herzschrittmachern meist überhaupt kein Problem.

☎ *Gibt es denn keine Medikamente, die ich stattdessen nehmen könnte?*

Es gibt Krankheiten, die Herzrhythmusstörungen verursachen. So sinkt zum Beispiel der Herzschlag bei einer Unterfunktion der Schilddrüse stark ab. Da kann man selbstver-

> Schrittmacher-Träger müssen sich von elektromagnetischen Feldern fernhalten.

ständlich durch die Behandlung der eigentlichen Erkrankung auch den Herzschlag wieder normalisieren und braucht dazu keinen Schrittmacher. Aber bei Ihnen ist das ja offensichtlich nicht der Fall. Also, nur Mut! Sie werden sehen, Ihre Lebensqualität verbessert sich sogar, wenn Sie dieses Gefühl der Sicherheit haben: Mein Herz kann mich nicht im Stich lassen. Danke für Ihren Beitrag, Herr R.! Frau Dr. Koch, manche Patienten haben Angst, sie könnten nicht sterben, weil der Schrittmacher immer weiter Impulse gibt. Das ist Unsinn. Natürlich kann man sterben. Ein todkrankes Herz kann auch durch einen Schrittmacher nicht mehr zum Schlagen gebracht werden. Aber für die Lebenden ist es eine tolle Sache. Wir kennen Patienten, die seit über 30 Jahren mit einem Schrittmacher bestens leben.

WISSEN: Die vielfältigen Typen von Schrittmachern

Schrittmacher sind heute raffinierter als früher. Das heißt, sie können nicht nur das Herz zum Schlagen bringen, sondern auch das gestörte Zusammenspiel zwischen Vorhöfen und Kammern normalisieren. Dazu werden mehrere Sonden benötigt, die entweder in Vorhof und Kammer oder sogar in beiden Kammern verankert werden.

Gefährliche
Herzrhythmusstörungen

Frau Dr. Koch, es scheint fast wie ein Wunder, dass es etwas so Kompliziertes wie einen »normalen Herzschlag« überhaupt gibt. Da haben Sie weiß Gott recht. Sie sollten sich einmal ein EKG-Lehrbuch anschauen. Ich finde, es wird einem schon vom Durchblättern etwas schwindelig.

Und dann alle diese Begriffe: Tachykardie, Bradykardie … Das ist wieder einfacher. Tachykardie (von »tachy« – schnell und »kardie« – auf das Herz bezogen) bezeichnet einfach einen schnellen Herzschlag. Bradykardie (»brady« – langsam) einen langsamen oder zu langsamen Herzschlag. Dann gibt es die »Tachy-Arrhythmien«, also schnell und unregelmäßig, darunter wieder »ventrikuläre« (von der Kammer ausgehend) und »supraventrikuläre« (von einem Ort in den Vorhöfen oder dem Sinusknoten ausgehend).

Kein Sport bei Virusinfektionen!

Ich habe neulich von einem jungen Mann gelesen, der beim Sport, ich glaube, es war beim Schwimmen, plötzlich gestorben ist. Frau Dr. Koch, wie kommt es bei jungen, gut trainierten Menschen zu solchen Tragödien?

Diese tragischen Todesfälle bei jungen Sportlern sind gar nicht so selten. Es handelt sich – soweit man das später rekonstruieren kann –, fast immer um komplexe Rhythmusstörungen. Sie werden entweder durch einen nicht erkannten oder nicht beachteten Virusinfekt ausgelöst, der zu einer Entzündung des Herzmuskels führt. Ein entzündetes Herz aber wird bei sportlichen Leistungen völlig überfordert. Manchmal besteht auch eine genetische Veranlagung zu gefährlichen Rhythmusstörungen, von denen die Betroffenen meist nichts ahnen.

Wenn der unregelmäßige oder der zu schnelle Herzschlag in so genanntes Kammerflimmern übergeht, wird kein Blut mehr gepumpt: Der Kreislauf bricht zusammen und der »plötzliche Herztod« tritt ein. Das passiert, wenn der Herzmuskel im Bereich der Kammern nur noch schnell und unkontrolliert zuckt, statt sich normal zu kontrahieren.

Die weitaus meisten dieser Fälle gibt es aber nicht bei jungen Menschen, sondern bei älteren Patienten, die schon vorher eine schwere Schädigung ihres Herzens erfahren haben, zum Beispiel einen großen Infarkt.

Was kann man in dieser Situation tun? Wenn ein Patient mit einem bekannten Herzleiden plötzlich zusammenbricht, gibt es nur eines: Wiederbeleben mit Herzdruckmassage und Mund-zu-Mund-Beatmung. Gut wäre natürlich, wenn ein Defibrillator in der Nähe ist.

Haben Sie keine Hemmungen, einem Bewusstlosen zu helfen!

Viele Menschen haben Angst etwas falsch zu machen und zögern deshalb, Erste Hilfe zu leisten. Nichts zu tun, ist viel schlimmer! Ich kann nur an jeden appellieren, sofort zu handeln, wenn ein anderer Mensch in Not ist. Lassen Sie andere sofort den Notarzt oder die Ambulanz anrufen und schreiten Sie umgehend zur Tat!

Machen Sie alle fünf Jahre einen Erste-Hilfe-Kurs!

Können Sie noch einmal für alle verständlich den Ablauf in einer solchen Notfallsituation schildern? Natürlich: Als Erstes sprechen Sie den Patienten laut an. Wenn er reagiert und Sie ihn wecken können, um so besser. Betten Sie Kopf und Oberkörper etwas höher und achten Sie darauf, dass er, falls er erbricht, dies zur Seite tut, damit er nicht daran erstickt.

Ja, aber was ist zu tun, wenn es nicht gelingt, den Bewusstlosen aufzuwecken?

Wenn Sie keinen Puls fühlen, ist die Lage leider wirklich ernst. Sie müssen dann sofort mit der Herz-Druck-Massage beginnen *(siehe Kasten Seite 39)* – so lange bis Hilfe eintrifft. Haben Sie keine Scheu: Selbst wenn Sie die Technik nicht perfekt beherrschen – egal. Nichts tun ist viel schlimmer. Und nicht aufhören mit der Wiederbelebung, bis Sanitäter oder Arzt vor Ort sind!

Sollte ein Defibrillator in der Nähe sein, zum Beispiel an Bahnhöfen, dann können Sie oder ein zweiter Helfer einen Versuch mit einem äußerlichen Stromstoß wagen. Das Gerät

WISSEN: Leben retten mit Erster Hilfe

Bei einem plötzlichen Herzstillstand kommt es auf jede Minute an. Zögern Sie nicht, Erste Hilfe zu leisten!

1. Atemwege frei machen: Also Finger in den Mund stecken und eventuelle Hindernisse wie ein Gebiss herausnehmen.

2. Patient auf den Rücken legen und sofort mit Herzmassage beginnen (Bild links): Hände übereinander legen und mit gestreckten Armen festen Druck auf den untersten Teil des Brustbeines ausüben, 2-mal pro Sekunde, 20- bis 30-mal hintereinander.

3. Atemspende durchführen (Bild rechts): Den Kopf des Bewusstlosen etwas nach hinten strecken, seine Nase zuhalten und vier bis fünf tiefe Atemzüge in seinen Mund blasen. Sie können auch den Mund zuhalten und in seine Nase pusten.

4. Danach sofort wieder Herzmassage durchführen. (Das ist sehr anstrengend; Sie müssen sich eventuell ablösen lassen.)

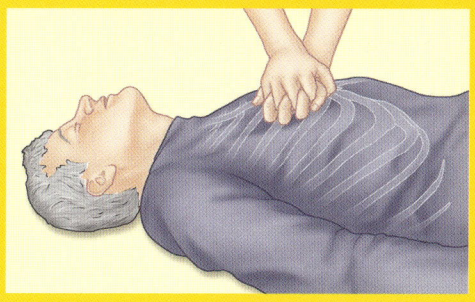 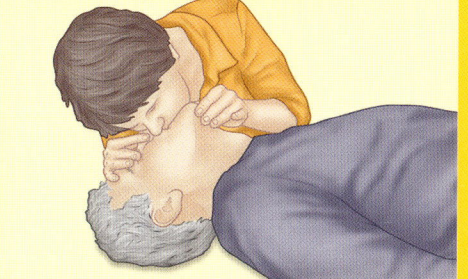

sagt Ihnen ganz genau, was Sie tun müssen. Bei Kammerflimmern ist das die beste Methode, um den Patienten zu retten.

Herr R., Sie möchten sich zum Thema gefährliche Rhythmusstörungen äußern?

📞 *Ich bin kein Patient, aber ich habe trotzdem Fragen. Sie betreffen meinen Vater. Er erlitt vor ein paar Monaten einen Herzinfarkt. Seither hat er immer wieder Probleme mit seinem Herzrhythmus, die sein geschwächtes Herz weiter belasten. Er bekommt derzeit ein starkes Medikament, ich weiß den Namen nicht …*

Sie meinen wahrscheinlich Cordarex oder Amiohexal, jeweils mit dem Wirkstoff Amiodarone.

📞 *Genau, Amiodarone. Die Ärzte sagen aber, dass sie ihm das auf Dauer nicht gerne geben wollen, weil es viele Nebenwirkungen hat. Jetzt möchten sie ihm ein Gerät in die Brust einsetzen, das angeblich gefährliche Rhythmusstörungen verhindern kann.*

Einen Defibrillator, der im Herzen – etwa bei Kammerflimmern – einen Elektroschock auslöst, der das Flimmern beendet und dadurch wieder einen normalen Herzschlag bewirkt.

Dieses Gerät müssen Sie uns näher erklären.

Der Defibrillator ähnelt einem üblichen Herzschrittmacher. Er kann auch normale Impulse abgeben, sollte der Herzschlag zu langsam werden. Zusätzlich aber baut das Gerät Spannung

Ein »Defibrillator« normalisiert schwere Herzryhthmusstörungen.

auf, sobald es erkennt, dass das Herz anfängt zu rasen – ein
Zustand, der dem Kammerflimmern meist vorausgeht. Beruhigt sich das Herz nicht sofort wieder, dann versucht es der
Defibrillator zunächst mit zusätzlichen Stromimpulsen, die
das Herzrasen beenden sollen. Jagt das Herz weiter in diesem
gefährlichen Tempo – das geht bis zu 250-mal in der Minute –
dann gibt die Sonde an die rechte Herzkammer einen kurzen
Elektroschock ab, wobei die Stärke des Stromstoßes vom
Gerät individuell dosiert wird. Danach besteht fast immer
wieder ein normaler Puls.

☎ *Das klingt ja alles ganz gut. Aber ich habe gehört, dass
so ein implantierter Defibrillator auch größere Probleme
machen kann.*

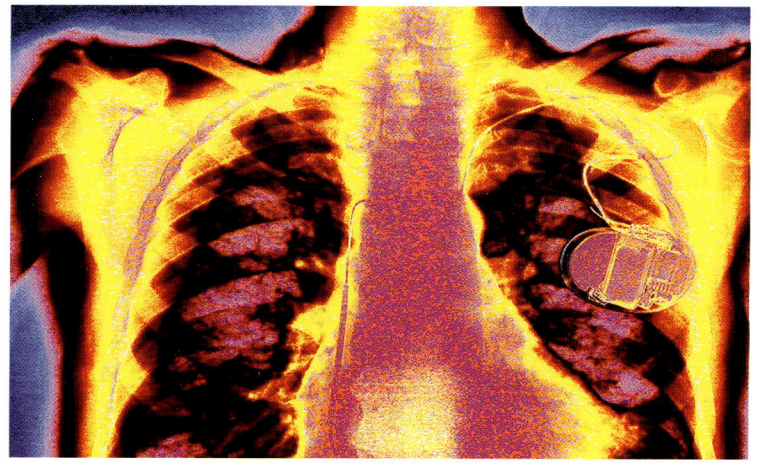

Ein implantierter De-
fibrillator mit Sonde.
Er hilft Kammerflim-
mern vermeiden.

42

Stimmt. So ein Gerät ist kein einfaches Spielzeug. Es kommt in ein bis zwei Prozent der Fälle zu einer Infektion an der Stelle der Brust, an der der Generator eingepflanzt worden ist. Dann muss er wieder ausgebaut und die Infektion mit starken Antibiotika bekämpft werden. Häufiger – in ungefähr zehn Prozent – gibt es Probleme mit den Elektroden. Wenn sie nicht ganz präzise an der richtigen Stelle liegen oder das Kabel einmal bricht, dann verwechselt das Gerät normale Muskelbewegungen, zum Beispiel beim Hochheben eines Einkaufskorbes, mit Herzmuskelkontraktionen und feuert immer wieder grundlos. Das ist für den Patienten sehr unangenehm. Auch weil das Gerät, beziehungsweise die Sonde dann ausgetauscht werden muss.

Ein Nachteil ist vielleicht auch, dass man mit diesem eingebauten Defibrillator starke Magnetfelder meiden muss, also, beispielsweise, keine Kernspin-Untersuchung machen lassen darf. Und für Handys gelten die gleichen Regeln wie für einen Herzschrittmacher *(siehe Seite 34)*.

Meiden Sie Magnetfelder, wenn Sie einen Defibrillator tragen!

Was ist mit Autofahren? Ich könnte mir vorstellen, dass so ein plötzlicher Schock nicht gerade zur Verkehrssicherheit beiträgt … Autofahren ist tatsächlich in den ersten Monaten untersagt. Wenn sich alles stabilisiert hat und keine stärkeren Beschwerden bei Stromstößen des Defibrillators auftreten, darf man im Prinzip wieder ans Steuer.

☎ *Würden Sie sich denn so einen Defibrillator einsetzen lassen, Frau Dr. Koch?*

Kommt drauf an. Wenn ich in einer Situation wäre, in der ich wegen eines stark geschwächten Herzens jederzeit einen plötzlichen Herztod befürchten müsste, dann wäre ich wahrscheinlich froh, auf diese Weise das ständiges Horchen auf mein Herz und die entsprechenden Ängste loszuwerden. Das wird auch von den Patienten mehrheitlich berichtet. Sie empfinden die gelegentlichen Schocks zwar als jeweils unangenehm und schmerzhaft. Aber sie sind sehr froh, dass sie sich dadurch sicher fühlen, verreisen, Sport treiben und ein eigentlich normales Leben führen können.

Alles Gute für Sie und Ihren Vater, Herr A.!
Wir bekommen gerade noch Anfragen, wo man sich über Erste Hilfe, Wiederbelebung und die Anwendung des äußerlichen Defibrillators schlau machen kann. Ich denke, das macht das Rote Kreuz. Außerdem kann man sich bei der Polizei erkundigen. Ja, oder bei der Deutschen Herzstiftung. Die übermitteln auch Adressen von Selbsthilfegruppen, die gerade für Patienten mit Rhythmusstörungen sehr gute Berater sind.

Die moderne Medizin bietet auch schwer herzkranken Patienten viele Behandlungsmöglichkeiten.

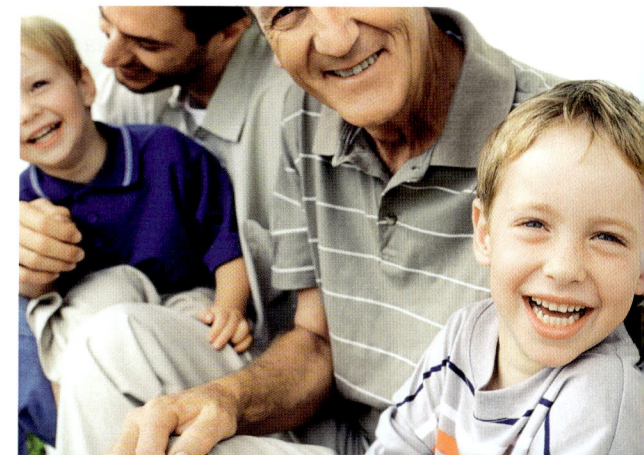

Glossar

Arrhythmie: unregelmäßiger Rhythmus

Betablocker: Medikamente, die den Herzschlag beeinflussen

Bradykardie: langsamer Herzschlag

Defibrillator: Elektroschock-Gerät

EKG: Elektrokardiogramm = Kurve der elektrischen Ströme im Herzen

24-Stunden-EKG: Messung der Herzströme über 24 Stunden.

Elektrophysiologische Untersuchung: Aufspüren von krankhaften Herzströmen im Herzkatheter-Labor

Herzkatheter: Darstellung von Funktionen des Herzens und seiner Durchblutung

Herzschrittmacher: winziger Computer, der den Herzschlag überwacht und notfalls anregt

Kammerflimmern: ungeordnetes Zucken der Herzkammern

Paroxysmale Tachykardie: anfallsweises Herzrasen, bei dem Vorhöfe und Kammern sich sehr schnell, aber im Gegensatz zum Vorhofflimmern immer noch geordnet kontrahieren

Re-Entry-Phänomen: kreisende Erregung, bei der elektrische Ströme vom Vorhof in die Herzkammer fließen und wieder zurück, wo sie eine neue Erregung auslösen. Meist verursacht durch zusätzliche Leitungsbahnen zwischen Vorhöfen und Kammern

Sinusknoten: »natürlicher« Schrittmacher des Herzens

Synkope: plötzliche Bewusstlosigkeit bei Herzrhythmusstörungen

Tachykardie: schneller Herzschlag

Ventrikel: Herzkammer

Vorhofflimmern: ungeordnetes Zucken der Herzvorhöfe

Hilfreiche Adressen

Bayerischer Rundfunk

Gesundheitsgespräch

www.bayern2.de/gesundheitsgespraech

Leicht verständliche, umfassende Basisinformation zu Herzrhythmusstörungen; Navigation über Suchwort

Deutsche Gesellschaft für Prävention und Rehabilitation von Herz-Kreislauferkrankungen e.V.

Friedrich-Ebert-Ring 38

56068 Koblenz

www.dgpr.de

Für Ärzte – viele leitliniengerechte Informationen rund um Herz-Kreislauferkrankungen allgemein

Deutsche Herzstiftung e.V.

Vogtstraße 50

60322 Frankfurt am Main

www.herzstiftung.de

Alles zum Thema, schnelle Navigation, für den Laien geeignet

Deutsches Herzzentrum München

Klinik an der Technischen Universität München

Lazarettstraße 36

80636 München

www.dhm.mhn.de

Gute Informationen über Suchfunktion; auch Thema »Kinder und angeborene Herzfehler«

Deutsche Hochdruckliga

Berliner Straße 46

69120 Heidelberg

www.hochdruckliga.de

Partner der Deutschen Herzstiftung, viele Informationen rund um Bluthochdruck, mit Patientenempfehlungen

Deutsche Liga zur Bekämpfung von Gefäßerkrankungen e. V.

Postfach 40 38

69254 Malsch b. Heidelberg

www.deutsche-gefaessliga.de

Wertvolle Informationen zum Herzinfarkt und zur Gesunderhaltung der Gefäße

Krankenhaus für Naturheilweisen

Seybothstraße 65

81545 München-Harlaching

www.kfn-muc.de

Hochwertige, qualitätsgesicherte Komplementärangebote von Schulmedizinern mit zusätzlichen Naturheilausbildungen

Nationale Herz-Kreislauf-Konferenz

www.nhkk.de

Zusammenschluss mehrerer Fachgesellschaften, Links zur Deutschen Hoch-

druckliga, zur Deutschen Schlaganfall Gesellschaft, zum Sportärztebund, zur Gesellschaft für Arteriosklerose-Forschung und anderen

Stiftung Deutsche Schlaganfall-Hilfe
Carl-Miele-Straße 210
33311 Gütersloh
www.schlaganfall-hilfe.de
Umfassende, laiengerechte Informationen zum Schlaganfall mit kostenpflichtigem Expertentelefon als Zusatzservice

ÖSTERREICH
Herzzentrum Hietzing
Wolkersbergenstraße 1
A–1130 Wien
www.herzzentrum-hietzing.at
Unter dem Stichwort Rhythmuschirurgie finden sich gut aufbereitete Basisinformationen rund um den Herzschrittmacher

Interessensgemeinschaft Herz
Floridsdorfer Hauptstraße 1
A–1210 Wien
www.herzschutz.at
Laiengerechte Informationen über Risikofaktoren rund um die Herzgesundheit

ÖGSF – Österreichische Gesellschaft für Schlaganfall-Forschung
Neurologische Abteilung Landesklini-
kum Donauregion Gugging
Hauptstraße 2
A–3400 Gugging
www.schlaganfall-info.at
Gute, laienverständliche Information rund um den Schlaganfall

SCHWEIZ
Schweizerische Herzstiftung
Schwarztorstraße 18
Postfach 368
CH–3000 Bern 14
www.swissheart.ch
Über Suchfunktion laiengerechte Basisinformationen zum Thema Herzerkrankungen

Schweizerische Schlaganfall Stiftung
Hermetschloostraße 73
CH–8048 Zürich
www.streifung.ch
Im Aufbau befindliches Webangebot zum Schlaganfall

UniversitätsSpital Zürich Departement Innere Medizin
Abteilung für Kardiologie/RAE D
Rämistraße 100
CH–8091 Zürich
www.kardiologie.unispital.ch
Gute, umfassende Informationen für Laien und Patienten über Stichwortsuche

Register

Impressum

© 2008 GRÄFE UND UNZER
VERLAG GmbH, München
Alle Rechte vorbehalten. Nach-
druck, auch auszugsweise,
sowie Verbreitung durch Film,
Funk, Fernsehen und Internet,
durch fotomechanische Wie-
dergabe, Tonträger und Daten-
verarbeitungssysteme jeder Art
nur mit schriftlicher Geneh-
migung des Verlages.

Programmleitung:
Ulrich Ehrlenspiel
Redaktion: Corinna Feicht
Lektorat: Margarethe Brunner
Bildredaktion:
Daniela Jelinek
Layout: independent Medien-
Design, Claudia Hautkappe
Herstellung: Gloria Pall
Satz: schroeder & partner,
München
Repro: Longo AG, Bozen
Druck und Bindung:
Kaufmann, Lahr
ISBN 978-3-8338-1108-1
1. Auflage 2008

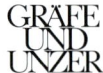

GRÄFE
UND
UNZER

Ein Unternehmen der
GANSKE VERLAGSGRUPPE

Wichtiger Hinweis:

Die Gedanken, Methoden und
Anregungen in diesem Buch
stellen die Meinung bzw. Erfahrung des Verfassers dar.
Sie wurden vom Autor nach
bestem Wissen erstellt und mit
größtmöglicher Sorgfalt ge-
prüft. Sie bieten jedoch keinen
Ersatz für persönlichen kom-
petenten medizinischen Rat.
Jede Leserin, jeder Leser ist für
das eigene Tun und Lassen
auch weiterhin selbst verant-
wortlich. Weder Autor noch
Verlag können für eventuelle
Nachteile oder Schäden, die aus
den im Buch gegebenen prak-
tischen Hinweisen resultieren,
eine Haftung übernehmen.

Bildnachweis:

Fotos:
Corbis: S. 18; Focus/SPL: S. 2,
15; Fotofinder: S. 27, 33, 41;
Getty: S. 6; Livingpage Media
für Kompetenznetz Vorhofflimmern: S. 9; Mauritius: S. 43;
Dieter Mayr: U1/U4, S. 4 (li. +
re.); Medicalpicture: S. 12 (o. +
u.), 23, 29; Sciencepictures: S.
21 (o. + u.); Vario Press: S. 11
Illustrationen:
Ingrid Schobel, München
S. 39 (li. + re.)

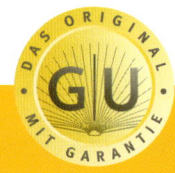